Emma Álvarez Faedo

Repercusiones de la Salud Mental tras el Covid-19

Emma Álvarez Faedo

Repercusiones de la Salud Mental tras el Covid-19

Estados de ánimo, conductas y nuevas formas de adaptación en estado de pandemia

Editorial Académica Española

Imprint
Any brand names and product names mentioned in this book are subject to trademark, brand or patent protection and are trademarks or registered trademarks of their respective holders. The use of brand names, product names, common names, trade names, product descriptions etc. even without a particular marking in this work is in no way to be construed to mean that such names may be regarded as unrestricted in respect of trademark and brand protection legislation and could thus be used by anyone.

Cover image: www.ingimage.com

Publisher:
Editorial Académica Española
is a trademark of
International Book Market Service Ltd., member of OmniScriptum Publishing Group
17 Meldrum Street, Beau Bassin 71504, Mauritius
Printed at: see last page
ISBN: 978-620-3-03199-7

Repercusiones de la Salud Mental tras el Covid-19

Estados de ánimo, conductas y nuevas formas de adaptación en estado de pandemia.

EMMA ÁLVAREZ FAEDO

Índice

1. Resumen

Nuestro mundo desde el 2019, se encuentra inmerso en una pandemia: **Coronavirus (COVID-19).**

Es una emergencia de salud pública de preocupación internacional, con impacto sin precedentes en el siglo XXI y hoy representa un gran desafío a la salud mental. Estudios sobre esta pandemia y de otras epidemias anteriores han revelado una profunda y amplia gama de consecuencias psicosociales a nivel individual y comunitario durante los brotes.

Una pandemia que ha cambiado nuestro ritmo de vida y está mermando nuestra salud mental al ser tan impredecible, ya que hasta el momento no existe una vacuna o un tratamiento establecido para este virus, lo cual ha hecho vulnerables a todos los seres humanos a nivel global, debido a que son pocos los países en los que no ha incursionado, esta incertidumbre hace que no se tenga la certeza que esto pasará, lo que ha generado una afectación en la salud mental de la población.

Son numerosas las alteraciones psicológicas asociadas, que van desde síntomas aislados hasta trastornos mucho más complejos con un deterioro visiblemente marcado de la funcionalidad, tales como insomnio, ansiedad, depresión y trastorno por estrés postraumático.

De este modo se hace más necesario que nunca, que las entidades de salud mental desarrollen estrategias que permitan reaccionar con destreza y que ofrezcan un soporte al personal de salud y a la población afectada, con el fin de reducir el desarrollo del impacto psicológico y de otros síntomas psiquiátricos.

Este libro tiene por objetivo, mostrar las posibles consecuencias en la salud mental de la población que pueden llegar a suceder como resultado del aislamiento social debido a la pandemia del COVID-19. (1),(3),(4).

Palabras clave: Pandemias, Impacto; Salud Mental, Aislamiento Social, Infección por Coronavirus; Trastorno de Ansiedad; Depresión, Trastronos por Estrés Postraumático, Jóvenes.

2. Introducción

Coronavirus Disease 2019- COVID-19

El coronavirus (COVID-19) es un grupo de virus que está envuelto en material genético de tipo ARN y tiene la apariencia de una corona, y puede generar afectaciones múltiples en las vías respiratorias llegando a causar hasta una neumonía. Las características virológicas del coronavirus, están clasificadas en cuatro géneros, alfa, beta gamma y delta. El género alfa y beta son los que infectan a los humanos afectando al aparato gastrointestinal y las vías respiratorias.

El contagio del virus es a través de la exposición de un individuo sano a objetos contaminados o a individuos infectados. Teniendo la COVID-19 un periodo de incubación de 5 hasta 14 días, durante este tiempo las personas diagnosticadas están obligadas a permanecer en aislamiento y distanciamiento social confinados en un lugar donde estén solos .

Y como consecuencia de esta afectación del virus el mundo tuvo que cambiar en cada uno de los continentes, muchos gobiernos estuvieron obligados a imponer que la población cierre sus negocios, sus empresas, la escuela, universidad, el turismo y cualquier lugar donde pueda haber una interacción social ,debido a que la COVID-19 se propaga al haber un contacto cercano entre las personas, por los fluidos que emergen al hablar, toser, estornudar. (6),(7).

La repercusión que se ha generado en todos los ámbitos a nivel mundial en estos últimos seis meses, desde la alerta que dio China el 31 de diciembre de 2019 a la Organización Mundial de la salud (OMS), por la aparición de una neumonía atípica de origen desconocido, al realizar los análisis del tracto respiratorio, sangre y heces de pacientes, identificando un nuevo virus, que lo llamaron SARS-CoV-2, ha sido tanto el impacto del virus que el 13 de enero del 2020 se tuvo un primer caso fuera de China, a partir de esa fecha hubo un avance vertiginoso del virus a nivel mundial, por lo que el 30 de enero la OMS declara a este brote como emergencia de salud pública e indica que sería llamada COVID-19 (Coronavirus disease 2019) y lo declara como pandemia el 11 de marzo del 2020. (1)

Estados Unidos, España, Italia, Reino Unido, Alemania, Francia,Rusia, Turquía y Brasil son, en este orden, los países más afectados por la pandemia en cuanto a número de contagios confirmados, y son los únicos donde se ha superado la barrera de los 100.000 casos. Los nueve países han adelantado a China, el epicentro original donde surgió la pandemia.

La expansión incesante del COVID-19 desde su inicio ha infectado a millones de personas y se ha llevado la vida de otras miles, lo que ocasionó en la población mundial un desconcierto e incertidumbre, miedos, angustia, impaciencia al no saber cómo controlar el virus y como es su comportamiento.

Este nuevo escenario tan desalentador que se comenzó a vivir, trajo consigo medidas urgentes y radicales a tomar por los gobiernos, para evitar consecuencias aun más nefastas en cada uno de los países, donde se iba incrementando de manera exponencial el virus, generando además una afectación en la salud mental de la población y en el que están inmersos aspectos psicológicos, porque hasta la actualidad no se cuenta con una vacuna o un tratamiento eficaz para esta enfermedad. Los gobiernos optaron por la cuarentena prolongada con la finalidad de que no se expandiera más el COVID-19, el aislamiento para aquellos que regresaban a sus países o estaban infectados, el distanciamiento social obligatorio y el confinamiento.

Como se menciona anteriormente estas medidas trajeron numerosas secuelas a nivel psicológico; ya que antes de la pandemia el número de personas que sufrían algún trastorno de ansiedad superaba los 264 millones y los 300 millones con algún trastorno depresivo.

Ahora con este panorama tan desolador lleva a la reflexión y al análisis de que variables psicológicas están presentes en este momento y que posteriormente puedan ser patologías que compliquen la calidad de vida de las personas en general, su estado de ánimo, al no tener ninguna distinción de edad, raza, cultura, religión, nivel socio-económico o educación ni el lugar geográfico donde uno se encuentre. (10),(11),(12).

3.Material y Métodos

Se realizó una revisión bibliográfica de artículos publicados en bases de datos como Pubmed, Scielo, Dialnet y Cuiden Plus. También se obtuvo información de organismos oficiales como la Organización Mundial de la Salud (OMS).

No se limitó la fecha de los artículos encontrados y únicamente se incluyeron aquellos que estaban en inglés y en español. También se revisaron las referencias bibliográficas de los artículos encontrados para ampliar las fuentes de información. Se realizaron combinaciones de términos usando estas palabras clave tanto en inglés como en español.

4.Resultados

Se presentan los datos obtenidos en la búsqueda sobre el impacto que ha provocado en la salud mental de la población la pandemia por COVID-19.

(18),(19)(20).

Para empezar ; las situaciones de emergencia crean muy diversos problemas en el plano del individuo, de la familia, de la comunidad y de la sociedad. En cada uno de esos niveles, las emergencias erosionan los apoyos de protección de la persona, acrecientan los riesgos de que aparezcan numerosos tipos de problemas y tienden a agravar los problemas existentes de injusticia social y desigualdad.

En situaciones de emergencia, no todos tienen o desarrollan problemas psicológicos apreciables. Numerosas personas dan pruebas de resistencia, y tienen la capacidad de hacer frente relativamente bien a la adversidad. Hay numerosos factores sociales, psicológicos y biológicos que interactúan e influyen sobre si las personas desarrollan problemas psicológicos o, si por el contrario, dan pruebas de resistencia frente a la adversidad.

Aunque todo el mundo resulta afectado de una manera u otra en estas circunstancias, hay una amplia gama de reacciones y sentimientos que cada persona puede tener. Mucha gente puede sentirse abrumada,confundida o muy insegura acerca de lo que está sucediendo. Puede tener mucho miedo o encontrarse ansiosa, o insensible e indiferente.

Algunas personas experimentan reacciones leves, mientras que otras pueden reaccionar de forma más grave.

Todas las personas tienen recursos y capacidades para poder afrontar los desafíos que la vida presenta. Sin embargo, algunas son particularmente vulnerables en situaciones críticas y pueden necesitar ayuda adicional, por ejemplo por su edad (niños, mayores), por su discapacidad mental o física, o por pertenecer a grupos marginales o expuestos a la violencia.

5.Impacto de la pandemia en la Salud Mental

Un evento como estamos viviendo se puede considerar como una situación catastrófica que al igual que otros, se considera una verdadera tragedia humana y por lo tanto hay que prestar especial atención a las consecuencias psicológicas y sociales que trae consigo.

En este caso la salud física, es prioritario para salvar la vida de las personas dando los cuidados necesarios que permitan tener una adecuada calidad de vida y recuperar la sensación de bienestar. No obstante, no se pueden perder de vista los aspectos emocionales y sociales.

La pandemia y el confinamiento para evitar el contagio,afectan psicológicamente, tanto a corto, medio y largo plazo.

Desde aquel Diciembre de 2019, el coronavirus forma parte de nuestra vida, el miedo a infectarse, a que lo esté algún conocido, el bombardeo constante de información a través de distintos medios de comunicación,están generando mayor ansiedad y un cambio en nuestro comportamiento y en nuestra visión de la realidad.

Toda la población sufre tensiones y angustias en mayor o menor medida. Con ello es de esperar un incremento de la incidencia de trastornos psíquicos. Ahora bien,no todos los problemas psicológicos y sociales que se presenten podrán calificarse como enfermedades.

Tener miedo o ansiedad, es necesario y normal. Es una reacción fisiológica de defensa natural y adaptativa que sirve para activar el estado de alerta ante potenciales amenazas; pero cuando un evento externo supera la capacidad de respuesta de la persona, sus mecanismos de afrontamiento resultan insuficientes y esto implica un desequilibrio emocional.

(27),(28),(29),(30).

Ansiedad , Depresión y Estrés

La ansiedad es un estado emocional displacentero que se acompaña de cambios somáticos y psíquicos, que puede presentarse como una reacción adaptativa, o como síntoma que acompaña a diversos padecimientos médicos y psiquiátricos. Presentación de sensaciones somáticas como aumento de la tensión muscular, mareos, sudoración, fluctuaciones de la presión arterial, palpitaciones,taquicardia, molestias digestivas. Y síntomas psíquicos (cognoscitivos, conductuales y afectivos) inquietud, preocupación excesiva y desproporcionada, miedos irracionales,ideas catastróficas, sensación de muerte inminente y antes de la pandemia tenía una prevalencia a nivel mundial de 264 millones en el 2015, según la Organización Panamericana de la Salud (OPS) .

La **ansiedad** fue la característica más estudiada para el estudio de Martínez Gómez J y Bolívar Suárez Y; en el cual evidenciaron una prevalencia de entre el 8.3% y el 29%.

Para analizar los síntomas de ansiedad utilizaron la escala de auto evaluación de ansiedad (**SAS**) y la escala de trastorno de ansiedad generalidad (**GAD7**), donde la ansiedad leve fue la más predominante, con una prevalencia entre el 2.1% y el 21.3%; la moderada, con una prevalencia entre el 2.1% y el 6%; y la ansiedad grave, con una prevalencia de entre el 0.9% y el 12.9%.

Además, la prevalencia de ansiedad fue significativa mente mayor en el grupo de personas menores de 35 años y, en algunas investigaciones, el sexo femenino se asoció con mayores puntuaciones en esta condición. Finalmente,las personas que vivían solas, solteras, divorciadas o viudas presentaban puntuaciones mayores de ansiedad. Tan et al., encontraron que las personas que sentían estar en riesgo al regresar a sus puestos trabajo obtenían puntuaciones mayores en ansiedad.

Finalmente, entre los trabajadores de la salud, aquellos que tenían menos experiencia presentaban mayores índices de ansiedad.

En el estudio realizado por Valiente C; Peinado V, Vázquez C; et al; sobre las respuestas de la **población Española** ante la crisis del Covid 19 tras analizar los datos para **síntomas de ansiedad** utilizando el cuestionario **(GAD 7)** (Escala para el trastorno de ansiedad generalizada) les proporcionó como resultados que:

-Uno de cada cinco españoles presentaban síntomas clínicamente significativos de ansiedad (19.6%).

-Los síntomas son más frecuentes en mujeres (26.8%) que en hombres (13.2%).

-Los grupos de edad mayores de 45 años muestran tasas menores de ansiedad, siendo más frecuentes los síntomas de ansiedad (34.6% de los entrevistados) en el grupo de edad más joven (18-24 años).

-La presencia de problemas previos de salud mental casi duplica la probabilidad de tener síntomas (aparece en el 35.7% de este grupo.

-Aumenta considerablemente si ha habido un aumento de consumo de sustancias durante el confinamiento (33.3%) .

- Los síntomas, también, prácticamente se duplican en los grupos de personas a quienes les preocupa mucho o muchísimo el COVI19 (46%), o sus consecuencias económicas (32.4%).

-Haber sufrido personalmente la infección o un familiar o persona cercana aumentaba algo la frecuencia de síntomas de ansiedad (23.8% de los afectados frente al 17.8% de los no afectados).

(32),(33),(34),(35).

Depresión

En cuanto al segundo trastorno más estudiado en este estudio, la **depresión,** algunos trabajos informaron prevalencias de depresión leve entre el 8.3%y el 13.8%; moderada, entre el 5.2% y el 12.2%; y grave, entre el 1.1% y el 4.3%23,29. Los resultados de estas investigaciones señalan que las puntuaciones altas en las escalas para depresión se asocian con el consumo de sustancias psicoactivas (especialmente con el alcohol), el

bajo nivel de estudios académicos, la pérdida económica,entre las personas menores de 35 años, el regreso al lugar de trabajo, el poco auto-cuidado y el estado de salud auto percibido.

Cuando se estudió la prevalencia de la depresión en la **población española** se sacaron las siguientes conclusiones utilizando para ello el cuestionario de síntomas de depresión (PHQ-9):

- Uno de cada cinco españoles presenta síntomas clinicamente significativos de depresión (22.1%).

- Los síntomas son más frecuentes en mujeres (27.8%) que en hombres (17.0%), aunque la diferencia no llega a ser estadísticamente significativa.

- Los grupos de edad mayores de 45 años muestran tasas menores de depresión,siendo más frecuentes los síntomas de depresión (42.9% de los entrevistados) en el grupo de edad más joven (18-24 años).

- La presencia de problemas previos de salud mental duplica la probabilidad de tener síntomas depresivos (aparece en el 41.1% de este grupo) y se aumenta considerablemente si ha habido un aumento de consumo de sustancias durante el confinamiento (29.7%).

- Los síntomas también se duplican y casi llegan a triplicarse en los grupos de personas a quienes les preocupa mucho o muchísimo el COVI19, o sus consecuencias económicas de la pandemia.

Curiosamente, no hubo más niveles elevados de depresión en personas que tenía factores de riesgo asociados al COVID-19, ni en aquellos que habían tenido una experiencia directa con la infección.

Otro estudio Español realizado entre marzo y abril del 2020 en una muestra de 1,161 participantes entre 19 y 84 años, se encontraron 10 miedos más comunes durante el periodo de confinamiento, un alto nivel de temor y miedo a la muerte de un familiar, al contagio de algún familiar, a la propagación del virus y al aislamiento de familiares y amigos íntimos, a la pérdida del trabajo y a sus ingresos, siendo las mujeres las más vulnerables, otro aspecto relevante es la excesiva exposición a los medios de comunicación generando una mayor afectación.

Son varios los factores que se pueden relacionar con manifestaciones depresivas y ansiosas en los pacientes que se encuentran en cuarentena por una pandemia, ambas se pueden considerar una reacción normal ante el estrés generado. Perder el control en este contexto es frecuente dado que la situación impide en muchos casos que la persona tenga certeza del resultado final o conozca el tiempo exacto en el que se resolverá la crisis. Ésa sensación de incertidumbre así como las limitaciones secundarias a las medidas de aislamiento social preventivo, la posibilidad de que los planes a futuro se vean cambiados de forma dramática y la separación brusca del contexto social o familiar del paciente son catalizadores frecuentes de cuadros de depresión y ansiedad, los cuales en circunstancias de aislamiento social, se pueden presentar como parte de un trastorno adaptativo o una reacción de ajuste.

(29),(30),(31).

Estrés

El estrés, el tercer tipo de síntoma mental más estudiado (15.3%), en algunas investigaciones se encontró que las personas que estaban expuestas a la cuarentena y que percibieron el regreso al trabajo como un peligro para la salud o tenían una percepción negativa de su estado de salud, tuvieron puntuaciones de estrés significativamente más altas. De otro lado,los participantes que confiaban en las capacidades de los médicos y del sistema de salud para diagnosticar o reconocer el COVID-19 obtuvieron puntuaciones más bajas en esta variable. Los patrones de sueño se vieron afectados cuando las personas informaban síntomas de estrés. De igual manera, quienes presentaba problemas económicos puntuaban más alto en esta variable, lo que afectaba la calidad del sueño.

En el estudio de Lee S.A.; Jobe M.C. Et al; para evaluar el estrés usaron como instrumento específico para medir niveles elevados de síntomas específicos relacionados con situaciones altamente traumáticas (lo que suele conocerse como "estrés postraumático") relacionadas con situaciones amenazantes para la vida. Para identificar un problema de estrés postraumático se utilizaron los criterios que identifican posible trastorno a través de le medida estandarizada, el **International Trauma Questionnaire** (ITQ). En su estudio identificaron que:

- Los grupos de edad mayores de 45 años mostraban tasas menores de estrés postraumático, siendo más frecuente en los grupos más jóvenes (18-45 años), en los que aparecía en 1 de 4 entrevistados.

- Las personas mayores de 65 años padecían menos este tipo de problemas (7.5%).

-Convivir con hijos aumentaba algo la probabilidad de tener síntomas de estrés postraumático.

-Los síntomas también se duplicaban para quienes les preocupaba mucho o muchísimo el COVI19, o sus consecuencias económicas.

-La presencia de aumento de consumo de sustancias aumentaba considerablemente la probabilidad de tener síntomas de estrés postraumático (31.1%) frente a quienes tuvieron nulo o bajo consumo (11.6%).

(18),(19),(20).

Adicciones

La cuarentena ha puesto a prueba los procesos de desintoxicación, los tratamientos presenciales, las sesiones de grupos de auto ayuda y, desafortunadamente cuando se supere la epidemia, habrá nuevas personas con adicción a diversas sustancias, los cuales encontraron en el consumo de drogas un escape a su estrés y ansiedad generados por el encierro y por la COVID-19.

la cuarentena es estresante para todos, sin embargo es importante considerar que para las personas con adicciones, la forma de actuar ante el estrés puede ser el consumo. También hay un mayor riesgo de recaídas; es decir, personas que habían logrado controlar su adicción, ante esta situación que les provoca un desequilibrio emocional, vuelven a consumir; el aburrimiento y la frustración son factores de riesgo para que una persona que presenta una adicción recaiga. Muchos tratamientos presenciales han debido interrumpirse en etapas clave, especialmente aquellos en los que se utilizan fármacos como metadona y buprenorfina es especialmente importante encontrar la manera de darles continuidad.

Dentro de las adicciones existen múltiples conductas asociadas con el consumo de drogas que representan un incremento del riesgo de contagio por el coronavirus SARS-CoV2, como el consumo y uso de cigarros, marihuana, vapeadores, copas, pipas de agua, etc., se transforman en fomites ideales para la transmisión del virus.

Todas las drogas inhaladas, que su vía de entrada al organismo es a través del aparato respiratorio, el cual sufre daños por la inhalación crónica de partículas y sustancias tóxicas, por lo que sus consumidores son más susceptibles a adquirir la infección y a tener consecuencias más graves. El ejemplo se puede observar cuando la enfermedad afecta a un EPOC

(Enfermedad Pulmonar Obstructiva Crónica) donde el pronóstico ante la COVID-19 es francamente malo.

En un estudio de Leung, et al (2020) se observó que en el tracto respiratorio inferior de los fumadores y enfermos de EPOC, se encuentra una mayor expresión del receptor ACE-2 (Enzima convertidor de angiotensina), lo que predispone a un riesgo sustancial de agravamiento de la infección del

SARS-CoV2 . Algunos estudios que han encontrado una mayor mortalidad en hombres que en mujeres apuntan al hecho de que éstos tienen una mayor prevalencia de adicciones como tabaquismo. Otro estudio de Vardavas & Nikitara(2020) destacan que el consumo de tabaco se asocia con un mal pronóstico de la COVID-19, con resultados más graves como la necesidad de cuidados intensivos, ventilación mecánica y muerte.

(12),(13).

Consumo de Alcohol

En el estudio de Ponciano Rodríguez M.G., sobre el consumo de alcohol durante la pandemia,muchas personas tendían a tomar una copa para "escapar" de la sobrecarga de información, la incertidumbre y las múltiples exigencias que representaba el confinamiento social. Ante la "Ley Seca" que se había impuesto en muchos lugares, se pudo evidenciar un incremento del consumo de alcohol adulterado con el alcohol metílico, como ocurrió en Jalisco entre el 25-28 de abril de 2020, en donde murieron 27 personas y se intoxicaron alrededor de 81, que tuvieron que ser atendidas en hospitales.

La Organización Panamericana de la Salud (OPS)ha advertido que el consumo de alcohol puede incrementar el riesgo de contraer el coronavirus, la vulnerabilidad en la salud, los comportamientos de riesgo, los problemas de salud mental y la violencia.Asimismo ha realizado publicaciones que desmienten la información falsa que circuló en algunas redes sociales sobre el efecto "protector y antiséptico" del alcohol bebido contra el SARS-CoV-2. Su consumo excesivo se ha asociado de manera importante con conductas agresivas que propician la violencia familiar y con un incremento en el riesgo de suicidios. Al ser un depresor del sistema nervioso central, agrava la sintomatología de ansiedad, depresión y ataques de pánico. Asimismo, en personas con alcoholismo es frecuente encontrar otras patologías, por ejemplo hepatopatías y reducción de la respuesta inmune, lo que también conlleva un riesgo incrementado de infección con el SARS-CoV-2.

Existen además de las mencionadas anteriormente otras manifestaciones psicológicas derivadas de la pandemia; como muestra el estudio de Benítez Alonso M; y Garrido Beltrán A.Tienen una incidencia menor que la ansiedad, la depresión y el estrés. Destacaron :

Ambivalencia: Es posible sentir alivio por estar en casa pero también emociones como miedo, frustración o enojo. Puede desencadenarse pensamientos del tipo "ahora puedo hacer lo que nunca hago". Aunque quisiera saber cuándo terminará todo esto".

Desorganización: el hecho de no poder continuar con la propia rutina es un factor que desorganiza nuestra estructura, ya que perdemos la sensación de control. Es importante recordar la capacidad que tenemos para reorganizarnos con nuevas rutinas.

Aburrimiento: el aislamiento provoca que nuestra posibilidad de vincularnos para compartir tiempo con otras personas se reduzca significativamente; con lo cual nuestras actividades de ocio y esparcimiento disminuyen significativamente. En este sentido, pueden aparecer pensamientos del tipo "¿ahora qué hago?", "¿cuándo podré salir a divertirme?".

Tristeza: esta situación puede darse por la ruptura de la cotidianeidad. También puede agravarse con el aislamiento y por tener contacto reiterado con noticias negativas. Pueden aparecer pensamientos del tipo "no tengo ganas de hacer nada".

Sentimiento de soledad : la falta de vinculación puede provocar una sensación de soledad y agravarse especialmente en aquellas personas que viven solas. Pueden aparecer pensamientos del tipo "me siento solo", "qué hago si me pasa algo". Es importante tener en cuenta qué otros están pasando la misma situación y que podemos establecer nuevas formas para vincularnos. Quizás con personas a nuestro alrededor (vecinos, comerciantes de la zona, etc.)

con las que no solemos relacionarnos, o también a través de medios virtuales que hasta ahora no habíamos utilizado.

Sensación de encierro: el aislamiento puede hacernos sentir encerrados y agobiados. Pueden aparecer pensamientos del tipo "quiero salir a la calle y juntarme con gente". Además se añade que estar en casa con todos los miembros de la familia o en soledad nos mueve emocionalmente. Familias con fisuras se dan cuenta que realmente son grietas, parejas con problemas que terminan por confrontarse, comportamientos violentos o adictivos que se hacen evidentes... Ahora bien, también hay personas que llevan mejor el tema del encierro y que son capaces de trabajar bien desde casa, aprovechan ese tiempo para la reflexión y sacar conclusiones sobre la vida. Es necesario el manejo de las emociones y enumerar nuevas normas de convivencia ahora que se pasa más tiempo juntos.

Del mismo modo se pueden desarrollar algunas fobias en relación con el encierro como el temor a los espacios abiertos, a contagiarse, a salir de casa solo, esperar en una fila, usar el transporte público.

En relación con el uso de las mascarillas también se ha visto un incremento de la sintomatología ansiosa, sensación de que en cualquier momento alguien puede cometer una irresponsabilidad, como dejar de respetar las normas de distanciamiento físico.

Repercusiones económicas.

Otra de las principales preocupaciones actualmente, son las repercusiones económicas que está trayendo y traerá este periodo de confinamiento.

En los estudios revisados, las pérdidas económicas como consecuencia de la cuarentena suponen una grave angustia socioeconómica. Además se descubrió que era un factor de riesgo para desarrollar síntomas de enfermedades mentales.

6.Poblaciones especiales

Hay grupos específicos en la población donde el apoyo a nivel psicosocial y de salud mental debe estar adaptado a sus necesidades. (40),(41),(42).

Adultos Mayores

En el contexto epidémico en el que nos movemos, algunas evidencias apuntan a una mayor vulnerabilidad de los adultos mayores.

Por un lado, la mayoría de los fallecimientos por COVID-19 se dan en personas mayores, incrementando el miedo a contraer la enfermedad y la angustia ante la misma.

Por otro lado, en el estudio de Díaz, P., Losantos, S. y Pastor, mostraron que las consecuencias a largo plazo apuntan a una importante sensación de desconexión, que se tradujo en algunos contextos epidémicos en un incremento de los suicidios entre personas mayores, especialmente mujeres, después de la epidemia Sin embargo, existen también evidencias de la resiliencia de las personas mayores, y de su buena respuesta a las pautas de auto cuidado recibidas telefónicamente.

Los adultos mayores, especialmente los aislados y aquellos con deterioro cognitivo o demencia pueden llegar a estar más nerviosos, enfadados, agitados, con más tendencia a aislarse y más suspicaces durante la pandemia y la cuarentena como apuntan estudios realizados por Worden, J. W.

Las necesidades médicas de las personas mayores con/sin COVID 19 deben permanecer cubiertas durante la pandemia. Se pueden utilizar servicios de tele medicina para proporcionar servicios médicos adecuados.

Debe darse información, en forma de explicaciones simples, sobre lo Debe darse información, en forma de explicaciones simples, sobre lo que está pasando y sobre cómo reducir el riesgo de infección, en palabras que las personas mayores con/sin deterioro cognitivo puedan entender.

La información debe ser fácilmente accesible (por ejemplo, clara,con un lenguaje simple y venir de varias fuentes de confianza (medios públicos, sociales y de salud fiables) para prevenir comportamientos irracionales como almacenamiento y uso de hierbas medicinales no efectivas.

Debe repetirse la información siempre que sea necesario, Debe darse instrucciones sobre el uso de medidas de protección o métodos de prevención de una forma clara, concisa, respetuosa y paciente.

El hecho de distribuir bienes y servicios como material de prevención (mascarillas o desinfectantes), y acceso a transporte de emergencia,puede reducir la ansiedad en el día a día. Debe proporcionarse apoyo emocional a través de redes informales y profesionales de salud. Realizar los contactos con personas mayores a través de los teléfonos fijos o a través de visitas regulares en persona (si es posible).

Animar a la familia y los amigos a llamar a sus familiares mayores con regularidad y enseñar a las personas mayores como se usan las vídeo llamadas o chat.

Deben proporcionarse ejercicios físicos simples para realizar en casa y poder mantener la movilidad y reducir el aburrimiento.

- Ejercicio físico (por ejemplo, yoga, taichí, estiramientos).
- Ejercicios cognitivos.

- Ejercicios de relajación (por ejemplo, respiraciones, meditación,mindfulness)
- Leer libros y revistas

La familia ha sufrido cambios súbitos y de gran impacto durante la pandemia. Además, el confinamiento prolongado y el desempleo aumentan el riesgo de los padres de mayores consumo de alcohol y otras sustancias, maltrato de pareja,discordias familiares, maltrato infantil y abuso sexual. El confinamiento supone una convivencia continua con otras personas que exige cambio en la dinámica familiar. Las familias expuestas previamente a violencia intrafamiliar continuarán con un riesgo latente, y cuantas más dificultades económicas tengan los maltratadores y mayor duración el aislamiento, más posibilidades para el maltrato, como viene señalado en el estudio sobre el impacto de la pandemia en la población infantil de Palacio Ortíz D; y Londoño Vera, J.

Estudios de población infantil en epidemias y otras emergencias sanitarias.

Los resultados que señalan el estudio realizado por R. Paricio del Castillo, M. F. Pando Velasco ; muestran una serie de síntomas que se desarrollaron durante la pandemia y el confinamiento en la población infantil y juvenil.

Ansiedad y depresión

Un estudio realizado sobre población infantojuvenil en China señala que el 22,6% de sus estudiantes había presentado síntomas depresivos durante la pandemia de COVID-19, una cifra superiora los estudios previos realizados sobre escuelas de Educación Primaria (17,2%). En este estudio,relacionan la presencia de síntomas depresivos con la reducción de la interacción social y de actividades fuera del domicilio. El mismo estudio señala una prevalencia de síntomas de ansiedad del 18,9%,superior a las cifras recogidas en otras investigaciones previas a la emergencia del nuevo coronavirus 2019 (entre el 9 y el 16%).

Las epidemias de enfermedades infecciosas conllevan el miedo de la población al contagio y a la enfermedad, con un incremento generalizado de la sintomatología ansiosa. Sin embargo, en un estudio realizado sobre población de estudiantes universitarios de Guangzhou (China) durante la epidemia de gripe A (H1N1), se observó que la mayoría de los integrantes de la muestra no habían incorporado a sus hábitos las recomendaciones sanitarias (el 72,3% no había reducido la frecuencia con la que se tocaba la cara, y menos del 30% se lavaba más de 10 veces al día las manos), pero casi la mitad (un 45%) estaban preocupados por la posibilidad de contagio de sus familiares, y más del 10% afirmaban haber experimentado alteraciones emocionales debido a la epidemia.

En el caso de la pandemia de COVID-19, un estudio en la población china encontró elevados niveles de ansiedad en relación a la posibilidad de contagiar a los familiares, y no tanto respecto a padecer la enfermedad. La población infantil se ha visto poco afectada por la enfermedad respiratoria causada por el SARS-CoV-2, siendo mayoritarias las formas asintomáticas o leves de la misma.No obstante,la vivencia de amenaza para los menores de edad se ha hecho presente con el fallecimiento de seres queridos,la separación de miembros de la familia debido a las medidas de aislamiento y alteración de sus formas de vida habituales. (40),(42).

En los niños de corta edad, existen dificultades añadidas, ya que su necesidad de cuidados imposibilita cumplir el aislamiento social tras el contagio del COVID-19, en caso de requerirlo ellos o sus figuras cuidadoras.

La separación de los niños de sus figuras cuidadoras habituales desencadena reacciones ansiosas y de malestar emocional, como tristeza o irritabilidad . Se ha detectado que los niños que han sido confinados junto con sus familiares han sufrido menor repercusión psicológica que aquellos que han sido separados de sus cuidadores principales, bien por haber contraído la infección y estar ingresados en cuarentena domiciliaria, o bien por haber perdido a uno de ellos por la infección; también por estar custodiados por organismos oficiales. El gobierno chino trató de resolver estas dificultades de cuidado proveyendo a los niños aislados de la atención continua de una enfermera y mediante la creación de la figura de "madres voluntarias". Además, en ciudades grandes de China, como Shanghai, Guangzhou y Hangzhou, se han adoptado medidas para facilitar el contacto de los menores en aislamiento con sus familiares vía telemática, con el fin de reducir sentimientos de miedo y malestar psicológico.

Algunos autores como Kessler R, Sonnega A, Bromet E, Hughes M, Nelson C. han señalado ya que, en el caso de la pandemia por COVID-19,existen factores estresores asociados que repercuten negativamente en la salud mental de los niños, comoson la frustración de planes y el aburrimiento, la incertidumbre respecto a la duración de las medidas de confinamiento, el miedo social a la infección, las limitaciones en el disfrute del ocio y la falta de espacio personal en el domicilio. Asimismo, el confinamiento domiciliario puede afectar a los hábitos de vida saludables y repercutir negativamente en la salud física y mental de adultos y menores. Los estudios sugieren que, en los niños,los periodos no lectivos se asocian con una menor actividad física, patrones de sueño irregulares y dietas menos saludables. En una situación de confinamiento, estos malos hábitos se ven potenciados

por circunstancias sobreañadidas, como son tener impedidas las actividades en el exterior (con un aumento del sedentarismo) , un mayor empleo de dispositivos electrónicos con pantallas (que interfieren en la calidad del sueño) , o un manejo inadecuado del estrés (con aumento del apetito y de la ingesta calórica). (38),(39).

Efectos en el desarrollo de los niños

La infancia y la adolescencia son periodos en los que el contexto tiene una gran influencia sobre la conducta de los individuos, aportando factores protectores, a través de una red de valores y de normas que se adquieren del grupo, y factores de vulnerabilidad, vinculados a situaciones de hostilidad,pobreza y exclusión social.

La población infanto-juvenil afectada por la pandemia del virus SARS-CoV-2 ha seguido teniendo estímulos sociales, pero ha visto radicalmente mermada su variedad debido al confinamiento y al decreto de distancia social, que han conllevado un cambio radical de sus hábitos de vida, con el cierre de las escuelas y la limitación de las relaciones con iguales y de la actividad psicomotriz en el exterior del domicilio.

Cierre de las escuelas

En España, el cierre de las escuelas a nivel estatal se decretó junto al establecimiento del Estado de alarma, el día 14 de marzo de 2020, y, según las directrices de las autoridades sanitarias, no se plantearía su reapertura hasta el inicio del nuevo curso, en septiembre de 2020, por lo que nos encontrábamos ante una clausura prolongada, con implicaciones fundamentales para los niños y los jóvenes.

Es preciso destacar que la escuela, además de la formación académica, desempeña una importante labor en la socialización de las niñas y los niños, el ejercicio de distintos roles y el desarrollo de sus habilidades interpersonales.

El cierre de las escuelas ha obligado a la rápida transformación de la formación académica, estableciendo nuevos sistemas de escolarización online, hasta ahora marginales en el sistema educativo español, sin haber podido garantizar previamente que todas y todos los estudiantes tengan acceso a Internet.

Además, esta forma de educar no cubre las necesidades infantiles de contención y regulación emocional, desarrollo de habilidades sociales e interiorización de reglas y normas.

Además,el esfuerzo precipitado por adaptar la educación convencional a un formato virtual está precisando la implicación de unos padres también en proceso de adaptación al teletrabajo, que no siempre están disponibles para cubrir las necesidades académicas de sus hijos.

<u>Relación con iguales</u>

Los niños necesitan el juego para su desarrollo integral, pues les permite interiorizar roles, normas y valores, además de tratarse de una manera eficaz para combatir el aburrimiento, las preocupaciones y el estrés. La relación con iguales contribuye a desarrollar habilidades sociales y ensayar distintos roles mediante el juego y la interacción interpersonal. El aislamiento social de pares se asocia a sentimientos de soledad y frustración; especialmente, en las etapas de infancia escolar y adolescencia, cuando el sujeto busca y necesita la interacción con iguales para su correcto desarrollo psicosocial.

El empleo adecuado de las redes sociales por medio de las nuevas tecnologías puede mitigar la sensación de soledad en los menores de edad y ayudarles a mantener su tejido relacional. A este respecto, una revisión realizada sobre el empleo de videojuegos por niños en aislamiento debido a hospitalizaciones largas sugiere que éstos podrían permitir objetivos tan variados como la motivación, la distracción, la socialización, el desarrollo emocional e incluso la implementación de actividad física.

Actividad psicomotriz

La infancia es un periodo crítico para el desarrollo cognitivo y psicomotor. La actividad física tiene un papel crucial en la salud, el neurodesarrollo y la formación de hábitos de los niños y las niñas.

Existen diversos estudios que demuestran la influencia de la actividad física en la salud de los pre-adolescentes; especialmente, la correlación positiva entre la práctica de deportes y el desarrollo de funciones cognitivas. El decreto de un confinamiento domiciliario ha impedido a las niñas y los niños españoles realizar ejercicio en el exterior del domicilio en todos aquellos hogares sin jardines o terrenos privados. Así, la actividad física ha quedado limitada al entorno domiciliario, restringiendo la práctica de deportes. Esta situación, además de los perjuicios en salud derivados del sedentarismo que ya se ha detectado, podría tener repercusiones a medio plazo en el desarrollo cognitivo y psicomotor de los niños; especialmente, de los más pequeños.

Aislamiento y violencia familiar

La pandemia de COVID-19 ha provocado el aislamiento generalizado de la población mundial. Las situaciones de aislamiento social son un factor de riesgo para las personas vulnerables, como las niñas y los niños, de sufrir violencia en el ámbito familiar. La evidencia demuestra un cierto aumento de violencia intrafamiliar asociada al confinamiento, debido en parte a un aumento subsecuente del nivel de estrés en los progenitores por el temor al contagio,

la disminución de la capacidad adquisitiva o incluso la pérdida del empleo. El confinamiento aumenta la posibilidad de abuso infantil y negligencia en el cuidado, que suponen riesgos en un contexto en el que los niños no mantienen contacto social más allá de su entorno familiar,

lo que dificulta la detección de intervención por parte de figuras externas. En la
pandemia de COVID-19, se ha detectado un aumento de llamadas a líneas de ayuda a
la infancia y de llamadas a policía por incidentes de violencia intrafamiliar.

<u>Abuso de nuevas tecnologías</u>

El empleo inadecuado de las nuevas tecnologías tiene efectos nocivos en la salud
mental. La no asistencia a la escuela es un factor de riesgo de abuso de las mismas,
así como de un menor control parental sobre el acceso de los menores a los
contenidos digitales (34). Un efecto frecuentemente asociado al uso de las nuevas
tecnologías es la alteración de los patrones de sueño, que se produce por la sobre
información y el uso de pantallas con luz azul en las horas previas al descanso
nocturno.

Recomendaciones para mejorar el afrontamiento de la pandemia de COVID-19 por parte de niños/as y adolescentes.

1.Comunicación Positiva

Es necesario que los padres establezcan una buena comunicación que permita a las y
los menores expresar sentimientos tales como el miedo, el agobio o el aburrimiento.
La ausencia de conversaciones focalizadas en las emociones genera ansiedad en los
niños respecto al estado emocional de los adultos que les rodean, lo que puede
fomentar en ellos un estilo de afrontamiento evitativo y dificultades para reconocer y
expresar sus sentimientos.

Es recomendable que los adultos al cargo de menores se esfuercen en dar ejemplo y expresar también sus propias emociones, no limitando la comunicación a los aspectos prácticos de la enfermedad, y que soliciten ayuda psicológica en caso de necesitarla.

También es importante que la información sobre el nuevo coronavirus que se ofrezca a los niños sea concisa y adaptada a su edad, explicándoles la necesidad de las medidas establecidas para combatir la pandemia. Con este fin, se puede recurrir a vídeos, tutoriales o cuentos.

2.Educar en hábitos de salud

Para un correcto desarrollo en la infancia, son necesarias las rutinas y los hábitos de vida saludables. Por ello, se recomienda tener unos horarios de comida y sueño estructurados, separar espacios de aprendizaje y escolarización online de otros de ocio, mantener una dieta equilibrada y, en la medida de lo posible, potenciar la práctica de ejercicio físico en casa.

Los horarios estructurados permiten disminuir la incertidumbre y el aburrimiento de los niños, y el ejercicio físico y el adecuado descanso nocturno son fundamentales para mantener un buen estado anímico. Las pantallas y las nuevas tecnologías pueden ser buenas aliadas, siempre que se abogue por un uso responsable de las mismas. Por otro lado, anunciar cada día lo que se va a realizar en la jornada siguiente,intercalando las actividades académicas con otras de ocio, tratando de incluir actividades divertidas y variadas, ayuda a los más pequeños a mantener la ilusión y hacer más llevadera la monotonía asociada al confinamiento.

También se debe instruir a los niños en los hábitos de higiene que han demostrado ser eficaces para disminuir la propagación vírica:

lavado frecuente de manos, evitar tocarse la cara y cubrirse la boca con el antebrazo al toser o estornudar.

3.Técnicas de parenting y crianza positiva

La pandemia de COVID-19 está cambiando la vida familiar de muchos hogares españoles, que han pasado a convertirse en el centro de todas las actividades diarias: escolarización, trabajo y ocio deben convivir en el domicilio, con las dificultades prácticas que esto supone. Muchos padres y madres están viviendo situaciones de estrés derivadas de la incertidumbre laboral y económica, lo que puede ocasionarles ansiedad y dificultar el manejo emocional de sus hijos.

Por ello, es prioritario que los padres cuenten con recursos para lidiar con su propio estrés, como son las herramientas de relajación, el empleo del counselling psicológico telemático y el recurso a grupos de padres mediante las redes sociales.

A este respecto, diversos organismos internacionales,como el Fondo Internacional de Emergencia de las Naciones Unidas para la Infancia (UNICEF) o la Organización Mundial de la Salud, han desarrollado guías para ayudar a los padres a afrontar la crisis originada por la COVID-19 de forma positiva (1).

El confinamiento supone una oportunidad para estrechar la convivencia con los hijos y construir relaciones saludables con ellos. El empleo del humor,la implicación de padres e hijos de manera conjunta en actividades domésticas y lúdicas, y la innovación dentro de las rutinas estructuradas puede fortalecer los vínculos familiares y facilitar el disfrute del tiempo compartido.

7.El Covid en las personas con Trastorno Mental previo

Como venimos hablando durante todo el libro, el Covid19 ha generado un impacto en el estado de ánimo en la población general, pero y qué consecuencias ha tenido en aquellas personas con un problema previo de salud mental. (22),(23),(24).

En la revisión de artículos se encontró que la atención se ha centrado desde el inicio de la pandemia en la asistencia medica de los pacientes infectados, con múltiples estudios sobre los aspectos médicos del COVID-19, con el fin de poder dar una respuesta eficaz de tratamiento. Pero esto ha podido dejar al margen estudios sobre los efectos psicológicos de la pandemia en la población general y mas al margen grupos de población especial que pueden incluso ser más susceptibles a sus consecuencias, como la población con trastornos mentales y consumo de tóxicos.

Cuando surgen epidemias, las personas con trastorno mental generalmente son más susceptibles a las infecciones.

En un estudio realizado en un hospital psiquiátrico de Wuah expresaron la preocupación de la transmisión de la infección entre este colecivo. Las posibles explicaciones al respecto podrían estar en relación con cierto deterioro cognitivo, la escasa conciencia de riesgo de infección, condiciones de confinamiento en las instalaciones de psiquiatría.

Muchos pacientes que presentaban con anterioridad enfermedad mental, se verán afectados de manera negativa por los efectos psicológicos de la pandemia por COVID-19, debido a las consecuencias del aislamiento como la soledad o las dificultades económicas. Por lo que en este grupo de personas, el personal sanitario deberá hacer un mayor esfuerzo de prevención para detectar estos problemas, así como mayor psicoeducación y apoyo psicosocial. Instar a mantener contacto social y acceso a seguimiento médico y tratamiento, mediante consultas telefónicas, o información sobre los medios disponibles.

La preocupación por la pandemia puede exacerbar la sintomatología ansiosa y depresiva existente, mayor riesgo de recaída debida al estrés asociado a la pandemia.

Las personas que padecen trastornos mentales severos y persistentes conforman una población de alto riesgo en el contexto de la actual pandemia, por factores biológicos y psicosociales, entre los que se identifican: (11),(13).

– Necesidad de tratamientos a largo plazo, muchos de ellos de por vida, con un equipo interdisciplinario de profesionales de la salud mental que incluye psiquiatra, psicólogo,acompañante terapéutico y dispositivos como centros y hospitales de día.

– Cobertura de las obras sociales con restricciones, implicando un acceso dificultoso a los tratamientos globales, como se mencionó en el párrafo anterior,

y a los análisis o estudios de control, requerimientos que suelen ser de cumplimiento parcial y hasta inexistente.

– Dificultades para llevar a cabo una asistencia remota efectiva, habida cuenta de la frecuente necesidad de las consultas presenciales, tal que faciliten un intercambio productivo en el diálogo cara a cara, que posibiliten la observación directa de toda la gama de expresiones gestuales, aspectos que son esenciales para poder definir el estado mental y su mejor abordaje.

– Mayor precarización laboral o pasar a ser desempleados a causa de la pandemia.

– Redes sociales pequeñas, en ocasiones solamente integrada por uno o dos familiares convivientes con el rol de cuidadores, con total limitación en las oportunidades de apoyo de amigos u otros allegados ante el aislamiento obligatorio que favorecen un mayor distanciamiento social.

– La expectativa de un mayor impacto negativo ante el aislamiento obligatorio, no sólo debido a la red social reducida como se mencionó, sino porque particularmente pueden poseer menores habilidades y herramientas que la población sana para sobrellevar exitosamente la cuarentena.

– Dificultades para generar y mantener hábitos de vida saludables en su alimentación, actividades físicas y recreacionales.

– Cierre temporario de los centros de atención comunitaria por el aislamiento social preventivo obligatorio.

– En algunos casos, la circunstancia de residir en viviendas inadecuadas, con déficits de habitabilidad diversos hasta directamente la ausencia de viviendas.

-El elevado riesgo de contagio en el caso de vivir en dispositivos residenciales conviviendo con otros pacientes, así como también en las comunidades cerradas, por ejemplo,estar internados en hospitales o clínicas psiquiátricas.

Durante la pandemia se debe asegurar la continuidad de la atención sanitaria para este colectivo, manteniendo continuidad en los servicios específicos de atención y apoyo psicosocial de manera fácilmente accesible sin ningún aumento en el riesgo de infección.

De esta manera, deben generarse estrategias que logren mantener una sana estabilidad emocional en estos pacientes, como proporcionarles información correcta, veraz y de alta confiabilidad como la de la OMS, corregir información errada,contribuir a aminorar la exposición a medios de comunicación y redes sociales por largo tiempo con información poco valiosa, y recomendar solo medios confiables.

Además,identificar y normalizar las reacciones de estrés; instruirlos para que reconozcan sus propias reacciones, su manejo temprano, y discutir estrategias para reducir el estrés y la ansiedad, con estilos de vidas saludable que estén a su alcance y de sus acompañantes o cuidadores,

entre otros: explicación de medidas preventivas, tener un sueno reparador de 6-8 horas, tener buenos hábitos alimentarios con nutrientes saludables(frutas, verduras, pocas harinas, alimentos bajos en calorías y abundante agua), realizar sistemáticamente ejercicios al menos 30-60 minutos dos veces a la semana en casa, dialogar de sus preocupaciones, estar conectados con sus familiares, amigos y seres queridos por las redes sociales, el teléfono o videollamadas, ya que esto resulta reconfortante.

Hay que asegurar que todos los pacientes tengan medicamentos suficientes con el fin de que no interrumpan sus tratamientos, para evitar recaídas.

Asimismo se debe propender al uso de las tecnologías de la información y la comunicación (TIC), para que a través de la telemedicina o la telepsicología, se pueda contribuir al seguimiento de los pacientes, y además a la realización de terapia cognitiva conductual (TCC), acompañadas de técnicas de relajación de cualquier tipo (yoga o mindfulness, entre otras) y actividades recreativas en pro de hacer una homeostasis emocional, y así suprimir la posibilidad de que en la vivencia del momento actual surjan los pensamientos negativos y distorsionados del esquema mental que ejercen las enfermedades subyacentes de estos pacientes, que son un factor adicional predictivo de episodios de estrés y otros trastornos mentales.

El tratamiento en este tipo de pacientes, sería el mismo que estuvieran siguiendo dependiendo de la patología:

Trastornos de ansiedad: Las recomendaciones de tratamiento inicial son con antidepresivos serotoninérgicos, terapia cognitivo-conductual (TCC) o ambos. Los antidepresivos serotoninérgicos y la TCC son los tratamientos mejor estudiados que resultan eficaces. Si estuviera previamente con ellos, valorar la necesidad de optimizar el tratamiento psicofarmacológico, con seguimiento to estrecho.

En las condiciones de pandemia actual se deben

desarrollar vías alternativas a las presenciales, como seguimiento

telefónico, y si no es posible de manera presencial con todas la medidas de seguridad necesarias.

Trastornos depresivos: Para el tratamiento inicial la combinación de farmacoterapia y psicoterapia, es más efectivo que cualquiera de estos tratamientos solos. El tratamiento con antidepresivos, siendo los ISRS que presentan mejor eficacia y tolerabilidad en ensayos aleatorios. El escitalopram y la sertralina proporcionan la mejor combinación de eficacia y aceptabilidad.

La alternativa a estos serían los antidepresivos de segunda generación, como los inhibidores de la recaptación de serotonina-noradrenalina, los antidepresivos atípicos y los moduladores de serotonina. Entre las principales psicoterapias, no hay evidencia convincente de que una sea superior a las demás.

Por lo tanto, la elección generalmente se realiza según la disponibilidad y la preferencia del paciente. La TCC (Terapia cognitivo conductual) y la psicoterapia interpersonal se utilizan porque se han estudiado más ampliamente que otros tipos de psicoterapias.

Trastorno de estrés postraumático: Tratamiento de primera línea sería con una psicoterapia centrada en el trauma, terapia de exposición, una combinación de exposición y una terapia cognitiva o desensibilización y reprocesamiento del movimiento ocular. Una alternativa razonable para pacientes que prefieren medicamentos a la psicoterapia, o cuando la terapia cognitivo-conductual no está disponible serían los ISRS.

Además del tratamiento específico para cada una de las patologías descritas, sería necesario hacer las mismas recomendaciones que se han descrito para población general aunque no presentaran problemas mentales previos.

En el grupo de pacientes con trastorno psicótico previo habrá que ver tras la pandemia, como han respondido a esta situación de estrés, ya que a día de hoy no hay estudios previos que podamos consultar.

Aunque el aislamiento, la falta de interacción social, la falta de supervisión del tratamiento, la falta de accesibilidad para administrarse el tratamiento, podrían suponer descompensaciones de su psicopatología, en otras ocasiones supondrían una oportunidad para evitar aquello que menos les gusta, salir a la calle o relacionarse con otros,poder estar aislados.

Por ello sería recomendable hacer un seguimiento estrecho y una monitorización del cumplimiento terapéutico de manera telefónica y así evitar descompensaciones posteriores. Si hubiese que ajustar el tratamiento psicofarmacológico porque están en tratamiento por la infección por COVID-19, las recomendaciones podrían ser las mismas que las recogidas para la población mayor.

Junto al ajuste farmacológico también dar la información y los mensajes de apoyo psicosocial que se dan a la población general durante esta pandemia.

8.El Personal de Salud en tiempos de Covid-19

Para estudiar el impacto de la pandemia en el personal sanitario se realizó una investigación con técnica de encuesta en la cual se pretende exponer la problemática en el ámbito emocional que aqueja a los trabajadores de la salud en tiempos de COVID-19.

En el estudio realizado por Sánchez Díaz J, Gabriela Peniche Moguel K, Rivera Solís G, etl al; se evidenció mediante el método de la entrevista y la encuesta por correo que :

La mayoría (63.3%) del personal de salud entrevistado piensa que sólo 25% del personal de sus hospitales se encuentra capacitado para atender pacientes con COVID-19, 24.6% opina que 50%, 8.66% considera que 75% y sólo 3.33% piensa que 100%.

La ansiedad fue el sentimiento más frecuente en 65.33%, pero 17.33% presentó enfado, 9.33% pánico y a 8% le fue indiferente. La principal carencia según la percepción del personal es el equipo de protección personal (EPP) (54.66%), seguida del equipo tecnológico o ventiladores (26.66%); 12% percibió que faltaba recurso humano (médicos, enfermeras) y 6.66% medicamentos.

La principal preocupación personal de médicos y enfermeras es infectar a algún miembro de su familia con 68%, infectarse 18%, morir 12% y sólo 2% está preocupado por su economía en estos momentos. Además 65.33% sabe que el nivel socioeconómico es indistinto como factor de riesgo para esta enfermedad, 19.33% considera que el nivel socio económico bajo es un factor de riesgo para contagiarse, 10.66 y 3.88% consideran al nivel socio económico medio y alto como factor de riesgo.

Entre los entrevistados la principal fuente de información fueron los textos médicos (64%), televisión y radio (20%), redes sociales (14.66%) y 1.33% utilizó como fuente de información a sus compañeros, amigos y familiares. Así también, 58.66% sabe que la edad para contagiarse es indistinta, el 22.66% considera que la enfermedad afecta al adulto maduro (36 a 59 años), 16% a los mayores de 60 años, 2.66% al adulto joven (18 a 35 años) y no hubo quien opinara que los menores de 18 años tienen menor riesgo de infectarse.

Un porcentaje de 84.66% de los encuestados está de acuerdo que el personal mayor de 60 años, así como con enfermedades crónico degenerativas, inmunodeficiencias o alguna otra condición fuera a casa como medida de protección, pero 15.33% no está de acuerdo con esta medida.

Finalmente, 52% considera que el principal mecanismo de contagio es tocar ojos, nariz y boca con manos contaminadas, 37.77% las gotas de Flügge y aerosoles suspendidas en el aire por tiempo determinado; 1.33% piensa que es porque el virus se encuentra suspendido permanentemente en el aire y otro 1.33% cree que se puede contagiar con tan sólo tocar al paciente.

Como conclusión en este sentido, la pandemia de COVID-19 es una crisis de salud que dejará estigmas emocionales, no sólo en la sociedad,sino también en el personal de salud. La cuarentena y lo que ésta conlleva ha cambiado abruptamente la vida diaria de las personas, pero los hospitales colapsados y la gran cantidad de muertes que vemos diariamente están marcando la vida y las emociones de médicos y enfermeras.

Los sentimientos, buenos o malos, no se pueden evitar, pero sí los podemos controlar, por lo que todas las emociones que percibimos en esta pandemia son parte de ella y al final quedarán atrás.

Lo importante es evitar el comportamiento egoísta entre nosotros, entre el personal de salud y con nuestra sociedad.

En tiempos de amenaza que no domine el impulso para ayudarse a uno mismo a toda costa, sino el impulso para ayudar a los demás. Recuerda: te cuidas, me cuidas... me cuido,te cuido... juntos atendemos a nuestros pacientes.

9.Cómo reducir el impacto psicológico del Covid-19

En tiempo de estrés e incertidumbre, algunas estrategias pueden ser útiles para mantener el bienestar y promover la fortaleza interna.

La incertidumbre y restricciones relacionadas con la pandemia de COVID-19 causada por el virus SARS-CoV-2 han representado desafíos particulares. Estudios recientes han respaldado firmemente dos estrategias para prevenir o mitigar síntomas de depresión y ansiedad: promover la conexión social y la actividad física.

En el ambiente actual, restricciones necesarias como el distanciamiento social, la cuarentena, y otras medidas, pueden hacer que esto sea un reto. Por tanto, es posible que tengamos que buscar intencionalmente otras maneras para reducir el aislamiento social (por ejemplo: hacer reuniones virtuales, enviar mensajes de texto y otros mensajes, o hacer llamadas telefónicas), participaren actividad física regularmente o apoyarse en sus hábitos y creencias religiosas, especialmente ante la muerte de un ser querido). (31),(32),(33).

A continuación se detallan estrategias más precisas:

COMPRENDER LA REALIDAD

La realidad lamentablemente es la que es. Es imprescindible que colaboremos permaneciendo en casa. Procurar salir lo menos posible a la calle es la recomendación más segura y eficaz para que salgamos pronto de esta situación.

MANTENER UNA RUTINA

Es recomendable que, en la medida de lo posible,se trate de continuar con los proyectos y responsabilidades, adaptándolos a la nueva situación.

Intentar mantener horarios regulares de comidas y sueño, planificar qué actividades se
desea realizar cada día y, no olvidar el descanso.

También es muy importante que se diferencie los días de diario del fin de semana,
tratando de respetar las diferencias que ante se tenía entre estos dos periodos
(normalmente, más flexibilidad de horarios en el fin de semana, menos o ninguna
tarea laboral, etc.).

Para lograrlo, se debe tratar de diferenciar espacios de trabajo y de ocio utilizando,
por ejemplo, habitaciones distintas para ello.

Se realizará una planificación realista para no frustrarte después y tratar de cumplir
con los horarios, aunque con cierta flexibilidad. Pensar en todolo relacionado que se
necesite en alimentación y otros productos para salir las menos veces posibles.

INFORMARSE ADECUADAMENTE

En esta situación tan atípica, es bastante normal querer saber cómo evolucionan las
cosas. Sin embargo, estar todo el tiempo conectado con información sobre este tema
dificulta que se pueda tener ratos agradables y puede llegar a preocupar en exceso.

Por ello, se deberá buscar algún momento del día para informarse y, el resto del
tiempo, continuar con las rutinas y los momentos de desconexión en donde se pueda
realizar actividades que gusten.

Buscar la información oficial y necesaria, pero evitar la sobreinformación, sobre todo
por las noches, ya que esto va a dificultar que uno pueda encontrarse tranquilo/a y
descansar. Información sí, pero la justa.

Es importante también hablar sobre otros temas con la familia y amigos.

Evitar difundir y esparcir rumores y hablar constantemente del tema y especialmente a los más pequeños.

Cuidar el consumo de las redes sociales ya que existen numerosas noticias falsas e informaciones inútiles que afianzan el temor y nos alejan de la tranquilidad.

TRATA DE MINIMIZAR LOS CONFLICTOS

No son momentos fáciles para la convivencia. Por eso, en la medida de lo posible se debe priorizar evitar conflictos innecesarios. Puede que,tanto la propia persona como el resto de las personas con las que se convive, en ocasiones, se encuentren más irascibles y surjan reacciones bruscas que pueden resultar desmesuradas ante la situación. Por supuesto, se puede expresar la propia opinión o cómo se siente de forma respetuosa y manejar un conflicto de forma eficaz. Pero, si se sientes sobrepasado/a, siempre es mejor retirarte de la situación y tratar de distraerte y tranquilizarte antes de que el conflicto aumente, dada esta situación de confinamiento.

Una vez que se consigue mantener la calma, será un buen momento para acercarse a esa persona y comunicarle aquello que es importante para uno mismo,siendo consciente de que los demás pueden tener otra opinión sobre lo ocurrido.

10.Mensajes para promover la Salud Mental

Pueden resultar útiles los siguientes mensajes cuyo objetivo es promover la salud mental y el bienestar entre todos aquellos que se hayan visto afectados por el Coronavirus:

- Es normal sentirse triste, agobiado, preocupado, confuso, asustado o enfadado durante una pandemia.

- Permítete hablar con tu gente de confianza. Contacta con tus amigos y familia.

- Si debes permanecer en casa, trata de mantener un estilo de vida saludable (incluyendo una dieta adecuada, sueño, ejercicio y contacto social con tus seres queridos desde casa).

- Trata de no fumar, beber alcohol o tomar otras drogas como forma de lidiar con tus emociones.

- Si te sientes sobrepasado o sobrepasada, puedes hablar con algún profesional sanitario a través de los recursos facilitados por tu comunidad u otra persona de confianza de la comunidad.

- Haz un plan sobre dónde ir y cómo pedir ayuda para tu salud física y mental, además de si tienes otras necesidades psicosociales.

- Valora tus posibles riesgos y cómo tomar precauciones. Usa fuentes fiables de información, como la página web de la Organización Mundial de la salud.

- Reduce el tiempo que tú y tu familia pasáis atendiendo a los medios de comunicación.

- Recuerda las habilidades que has usado en el pasado en tiempos difíciles para manejar tus emociones durante esta pandemia.

51

11.Conclusiones

La COVID-19 hasta la actualidad está haciendo que toda la población a nivel mundial haya desarrollado un miedo excesivo por la enfermedad y ansiedad por su salud, lo que se verá a futuro, si la prevalencia de este trastorno ha tenido un incremento mayor al que se tenía con anterioridad.

Esta pandemia nos muestra que se tiene que repensar como será a futuro las intervenciones, debido a que hasta el momento todavía en muchos países se continúa con el confinamiento y no todos los profesionales de la salud mental tienen la posibilidad de dar una contención psicológica de manera presencial.

Realmente con los resultados de los estudios se puede afirmar que hay una afectación en los estados del ánimo, en cuanto a la ansiedad y depresión, la COVID-19 está teniendo una alta incidencia en estos dos aspectos convirtiéndolos en trastornos psicológicos, si esto se confirma es necesario pensar en prevenir e intervenir antes que esto sea devastador.

Varios de los estudios realizados en diferentes países refieren que la depresión y la ansiedad se ha extrapolado a la niñez y la adolescencia, ya que han encontrado indicadores que es posible que ya tengan este padecimiento en estos grupos etarios, al igual que una prevalencia mayor en jóvenes, por lo que se debe hacer estudios longitudinales, para verificar si esto continúa después de la pandemia.

Para estudios posteriores sería interesante hacer un análisis de otros aspectos psicológicos que pueden presentarse postmeridiana como la indefensión aprendida, el trastorno obsesivo compulsivo, trastorno de estrés postraumático, la ideación suicida y nuevas patológicas que por el momento no se han observado, sobre todo en la población infantil, adolescente y joven.

El afrontamiento es clave para aprender y desarrollar estrategias que permitan mantenerse conectados con otras personas y físicamente activos, estos recursos también podrían extenderse con sugerencias para mantener una rutina saludable de sueño y alimentación, limitar la exposición excesiva a medios de comunicación y practicar técnicas de manejo de estrés como la atención plena y la respiración profunda.

Para aquellas personas con síntomas significativos de afectación de su salud mental, se recomienda buscar apoyo profesional cuando sea necesario, especialmente ahora que se han implementado redes de tele salud, que facilitan esta atención.

Las excepcionales circunstancias en las que transcurren estos días nos obligan a buscar y encontrar aportaciones y soluciones que nunca antes hubiésemos imaginado podríamos vivir. La perspectiva realista a corto plazo para muchas personas no es esperanzadora y se han creado necesidades nuevas, inexistentes en la sociedad hasta el día de hoy. Por ello resulta imprescindible el desarrollo de estrategias dirigidas a la preparación, educación y fortalecimiento de la salud mental de la población afectada.

12.Bibliografía

1. World Health Organization. Coronavirus disease (COVID-19) pandemic [consultada el 12 de abril de 2020]. Disponible en: https://www.who.int/emergencies/diseases/ novel-coronavirus-2019.2.

2. .Brooks SK, Webster RK, Smith LE, Woodland L,Wessely S, Greenberg N et al. The psychological impact of quarantine and how to reduce it: rapid review of the evidence. Lancet. 2020;395:912-920.

3. . Nussbaumer-Streit B, Mayr V, Dobrescu A, Chapman A,Persad E, Klerings I et al. Quarantine alone or in combination with other public health measures to control COVID-19: a rapid review. Cochrane Database Syst Rev. 2020;4:CD013574.

4. Gammon J. The psychological consequences of source isolation: a review of the literature. J Clin Nurs.1999;8(1):13-21.
   Madeo M. The psychological impact of isolation. NursTimes. 2003;99(7):54-55.

5. Koo JR, Cook AR, Park M, Sun Y, Sun H, Lim JT etal. Interventions to mitigate early spread of SARS-CoV-2 in Singapore: a modelling study. Lancet Infect Dis. En prensa 2020.

6. Taylor MR, Agho KE, Stevens GJ, Raphael B. Factors influencing psychological distress during a disease epidemic: data from Australia's first outbreak of equine influenza. BMC Public Health. 2008;8:347.

7. Hawryluck L, Gold WL, Robinson S, Pogorski S, Galea S, Styra R. SARS control and psychological effects of quarantine, Toronto, Canada. Emerg Infect Dis. 2004;10:1206-1212.

8. Bai Y, Lin CC, Lin CY, Chen JY, Chue CM, Chou P. Survey of stress reactions among health care workers involved with the SARS outbreak. Psychiatr Serv. 2004;55:1055-1057.

9. Wu P, Fang Y, Guan Z, Fan B, Kong J, Yao Z et al. The psychological impact of the SARS epidemic on hospital employees in China: exposure, risk perception, and altruistic acceptance of risk. Can J Psychiatry. 2009;54:302-311.

10. Outram S, Mishra GD, Schofield MJ. Sociodemographic and health related factors associated with poor mental health in midlife Australian women. Women Health. 2004;39(4):97-115.

11. Karsten P, Moser K. Unemployment impairs mental health: meta-analyses. J Vocat Behav. 2009;74(3):264-282.

12. Silva M, Loureiro A, Cardosoa G. Social determinants of mental health: a review of the evidence. Eur J Psychiat. 2016;30(4):259-292.

13. Rajkumar RP. COVID-19 and mental health: a review of the existing literature. Asian J Psychiatr. 2020;52:102066.

14. Bao Y, Sun Y, Meng S, Shi J, Lu L. 2019-nCoV epidemic: address mental health care to empower society. Lancet. 2020;395:e37-e38.

15. Cao W, Fang Z, Hou G, Han M, Xu X, Dong J et al. The psychological impact of the COVID-19 epidemic on college students in China. Psychiatry Res. 2020;287:112934.

16. Wang C, Pan R, Wan X, Tan Y, Xu L, Ho CS et al.Immediate psychological responses and associated factors during the initial stage of the 2019 coronavirus disease(COVID-19) epidemic among the general population in China. Int J Environ

Res Public Health. 2020;17:17-29.

17. Huang Y, Zhao N. Generalized anxiety disorder, depressive symptoms and sleep quality during COVID-19 outbreak in China: a web-based cross-sectional survey. Psychiatry Res. En prensa 2020.

18. Bezerra A, Silva CE, Soares FR, Silva JA. Associated factors to population behavior during the social isolation in pandemic COVID-19. Cien Saude Colet. En prensa 2020.

19. Boletín Oficial del Estado. Real Decreto 463/2020, de 14 de marzo, por el que se declara el estado de alarma para la gestión de la situación de crisis sanitaria ocasionada porel COVID-19. BOE núm. 67, de 14-03-2020.

20. Sandín B, Valiente R, Chorot P, Santed MA, Lostao L. SA-45: forma abreviada del SCL-90.Psicothema.2008;20:290-296.

21. Derogatis LR. SCL-90-R. Cuestionario de 90 síntomas. Madrid: Pearson Educación;2002.

22. Biddle SJ, Fox KR, Boutcher SH. Physical and psycho- logical well-being. London: Routledge;2000.

23. European Council Council of the European Union.Report on the comprehensive economic policy response to the COVID-19 pandemic [consultada el 23 de mayo de 2020]. Disponible en: https://www.consilium.europa.eu/en/press/press-releases/2020/04/09/report-on-the-comprehensive-economic-policy-response-to-the-covid-19-pandemic/.

24. Duleba T, Gonda X, Rihmer Z, Dome P. Economic recession, unemployment and suicide. Neuropsychopharmacol Hung. 2012;14(1):41-50.

25. Michalska B, Rhodes S, Vasilopoulou E, Hutton P. Loneliness in psychosis: a meta-analytical review. Schizophr Bull. 2018;13;44(1):114-125.

26. Hawkley LC, Cacioppo JT. Loneliness matters: a theoretical and empirical review of consequences and mechanisms. Ann Behav Med. 2010;40(2):218-227.

27. Arrazola M, Galán S, de Hevia J. Desempleo juvenilen España: situación, consecuencias e impacto sobre la vida laboral de los adultos. Papeles de Economía Española. 2018;108:62-75.

28. Gao J, Zheng P, Jia Y, Chen H, Mao Y, Chen S et al.Mental health problems and social media exposure during COVID-19 outbreak. PLoS ONE. 2020;15(4):e0231924.

29. World Health Organization. Director-General's remarks at the media briefing on 2019 novel coronavirus on 8 February 2020. [consultada el 20 de abril de 2020]. Disponible en: https://www.who.int/dg/speeches/detail/director-generals-emarksat-the media-briefing-on-2019-novel-coronavirus---8-february-2020.

30. Dong M, Zheng J. Headline stress disorder caused by Netnews during the outbreak of COVID-19. Health Expectations. 2020;23:259-260.

31. Yuan S, Liao Z, Huang H, Jiang B, Zhang X, Wang Y et al. Comparison of the indicators of psychological stress in the population of Hubei province and non-endemic provinces in China during two weeks during the coronavirus disease 2019 (COVID-19) outbreak in february 2020. MedSci Monit. 2020;26:e923767.

32. Yao H, Chen JH, Xu YF. Patients with mental health disorders in the COVID-19 epidemic. Lancet Psychiatry. 2020;7(4):e21.

33. SÍNTOMAS PSICOPATOLÓGICOS DURANTE LA CUARENTENA POR COVID-19 EN POBLACIÓN GENERAL ESPAÑOLA: UN ANÁLISIS PRELIMINAR...Rev Esp Salud Pública. 2020; 94: 9 de junio e202006059 11 Lima CK, Carvalho PM, Lima IA, Nunes JV, Saraiva.

34. JS, de Souza RI et al. The emotional impact of Coronavirus 2019-nCoV (new Coronavirus disease). Psychiatry Res2020;287:112915.

35. Lai J, Ma S, Wang Y, Cai Z, Hu J, Wei N et al. Factors associated with mental health outcomes among health care workers exposed to Coronavirus Disease 2019. JAMA Netw Open. 2020;3(3):e203976.

36. Xiang YT, Yang Y, Li W, Zhang L, Zhang Q, Cheung T et al. Timely mental health care for the 2019 novel coronavirus outbreak is urgently needed. Lancet Psychiatry.020;7(3):228-229.

37. Benjet C, Borges G, Medina-Mora ME. Chronic childhood adversity and onset of psychopathology during three life stages: Childhood, adolescence and adulthood. J Psychiatr Res. 2010;44:732–40.

38. Benjet C, Borges G, Medina-Mora ME, Zambrano J, Cruz C,Méndez E. Descriptive epidemiology of chronic childhood adversity in Mexican adolescents. J Adolesc Heal.
2009;45:483–9.

39. Pirkola S, Isometsä E, Aro H, Kestilä L, Hämäläinen J,Veijola J, et al. Childhood adversities as risk factors for adult mental disorders. Soc Psychiatry Psychiatr Epidemiol.
2005;40:769–77.

40. Rutter M, Tizard J, Yule W, Graham P, Whitmore K. Isle of Wight Studies, 1964-1974. Psychol Med. 1976;6:313–32, http://dx.doi.org/10.1017/S003329170001388X.

41. Bishry Z, Ramy HA, El-Sheikh MM, El-Missiry AA, El-Missiry MA. Risk factors for attention deficit hyperactivity disorder in a sample of Egyptian adolescents: A case-control study.
Middle East Curr Psychiatry. 2013;20:131–9.

42. Biederman J, Faraone S, Monuteaux M. Differential effect of environmental adversity by gender: Rutter's index of adversity in a group of boys and girls with and without ADHD.

Am J Psychiatry. 2002;159:556–62.

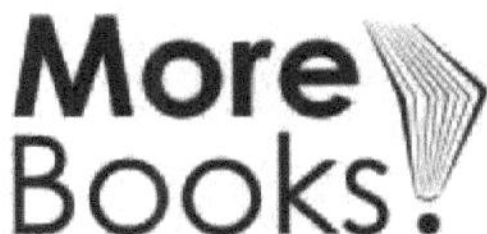

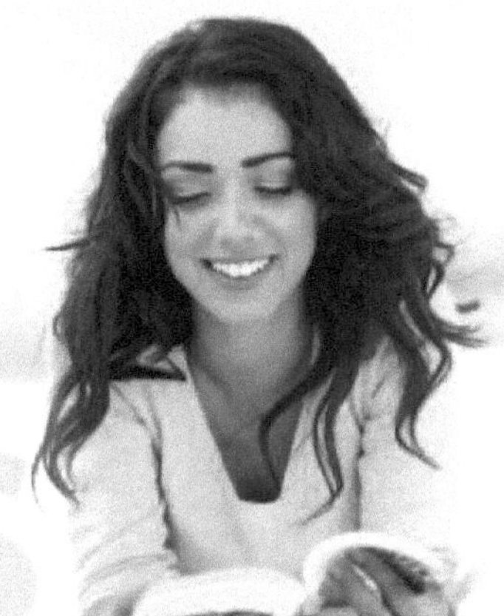

I want morebooks!

Buy your books fast and straightforward online - at one of world's fastest growing online book stores! Environmentally sound due to Print-on-Demand technologies.

Buy your books online at
www.morebooks.shop

¡Compre sus libros rápido y directo en internet, en una de las librerías en línea con mayor crecimiento en el mundo! Producción que protege el medio ambiente a través de las tecnologías de impresión bajo demanda.

Compre sus libros online en
www.morebooks.shop

KS OmniScriptum Publishing
Brivibas gatve 197
LV-1039 Riga, Latvia
Telefax: +371 686 204 55

info@omniscriptum.com
www.omniscriptum.com

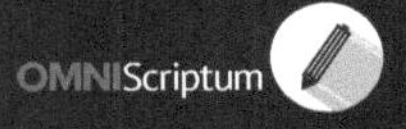

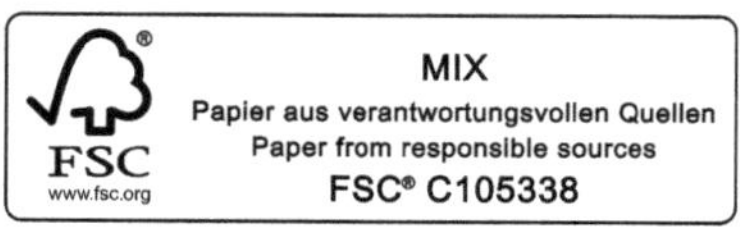

Printed by Books on Demand GmbH, Norderstedt / Germany